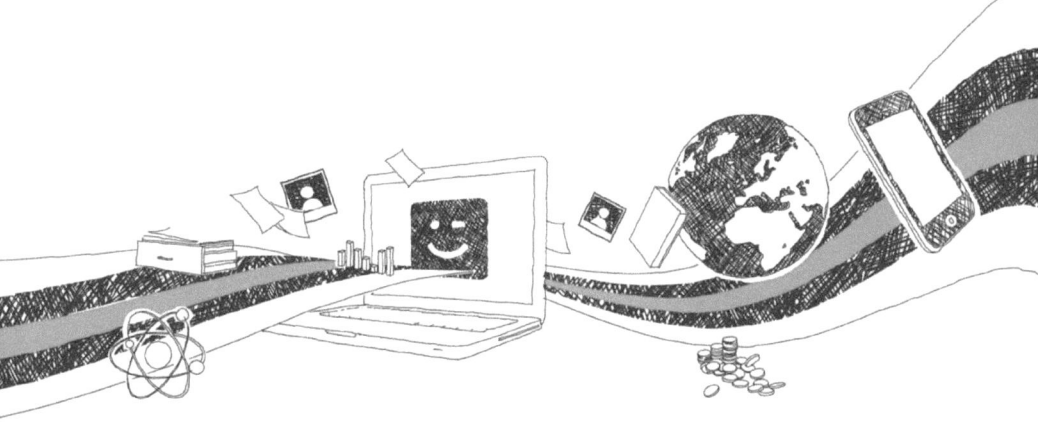
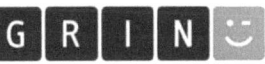

Thomas Hering

Alleinerziehend aber nicht allein

Kursprogramm zur Erweiterung sozialer Ressourcen alleinerziehender Frauen

GRIN Verlag

Bibliografische Information der Deutschen Nationalbibliothek:

Die Deutsche Bibliothek verzeichnet diese Publikation in der Deutschen National-
bibliografie; detaillierte bibliografische Daten sind im Internet über http://dnb.d-
nb.de/ abrufbar.

Impressum:

Copyright © 2001 GRIN Verlag GmbH
Druck und Bindung: Books on Demand GmbH, Norderstedt Germany
ISBN: 978-3-640-40343-1

Dieses Buch bei GRIN:

http://www.grin.com/de/e-book/133449/alleinerziehend-aber-nicht-allein

GRIN - Your knowledge has value

Der GRIN Verlag publiziert seit 1998 wissenschaftliche Arbeiten von Studenten, Hochschullehrern und anderen Akademikern als eBook und gedrucktes Buch. Die Verlagswebsite www.grin.com ist die ideale Plattform zur Veröffentlichung von Hausarbeiten, Abschlussarbeiten, wissenschaftlichen Aufsätzen, Dissertationen und Fachbüchern.

Besuchen Sie uns im Internet:

http://www.grin.com/

http://www.facebook.com/grincom

http://www.twitter.com/grin_com

Alleinerziehend aber nicht allein: Kursprogramm

zur Erweiterung sozialer
Ressourcen alleinerziehender Frauen

Thomas Hering

Konzeptarbeit im Seminar Gesundheitsbildung an der Hochschule Magdeburg-Stendal (FH)

Inhaltsverzeichnis

1. Einleitung

Für viele Familien ist Alleinerziehen Realität und zu ca. 85% Aufgabe von Frauen (Bundesministerium für Familie, Senioren, Frauen und Jugend, 1997; Niepel, 1994a). Nach Umfragen des Bundesministeriums für Familie, Senioren, Frauen und Jugend (1997) im April 1994 werden Größenordnungen von 2,7 Mio. alleinerziehenden Müttern und Vätern genannt, das sind 200.000 mehr als im April 1991. Für das Jahr 1994 entsprach das etwa 20% aller Familien Mit Kindern (ebd.: 1). Eine weiterer Anstieg der Zahl Alleinerziehender ist bei den vorhandenen Scheidungsraten und der Anzahl nichtehelicher Schwangerschaften zu erwarten.

Frauen bilden die größte Gruppe Alleinerziehender. Insbesondere für alleinerziehende Frauen ist das Risiko sozial abzusteigen und zu vereinsamen vergleichsweise groß. Die Pflege und die Erhaltung eines sozialen Unterstützungsnetzwerkes fällt dieser Gruppe zudem häufig schwerer als nicht Alleinerziehenden.

Soziale Kontakte, das Vorhandensein und die Integration in ein soziales Netzwerkes wird als eine Voraussetzung für das Wohlbefinden diskutiert (Nestmann 1988; Gusy, 1995). Der Wohlbefindensbegriff wird oft mit dem Gesundheitsbegriff synonym verwendet und weißt zudem Schnittstellen mit der gesundheitlichen Lebensqualität auf (Abele u.a., 1991; Bulliger, 1991 nach Fichten, 1998).

In dieser Arbeit wird eine Kurskonzept entwickelt, das sich an alleinerziehende Frauen richtet. Das Ziel des beschriebenen Kurses ist, soziale Ressourcen alleinerziehender Frauen zu erhalten und zu erweitern. Dazu wird im ersten Teil dieser Arbeit zunächst die Bedeutung sozialer Netzwerke und sozialer Unterstützung beleuchtet. Es zeigt sich, dass die Wahrnehmung einer angemessenen sozialen Unterstützung die Bewältigung von Belastungen unterstützen kann. Im zweiten Teil der Arbeit wird die Lage alleinerziehender Frauen in Deutschland betrachtet. Es wird insbesondere auf die soziale Lage und die Einbindung alleinerziehender Frauen in soziale Netzwerke fokussiert. Daran anschließend wird auf der Grundlage der skizzierten Problemlagen und Ressourcen alleinerziehender Frauen ein Kursprogramm entwickelt. In zehn Kursbausteinen sollen insbesondere isolierte alleinerziehende Frauen befähigt werden, vorhandene soziale Ressourcen zu nutzen, ihr soziales Netzwerk zu aktivieren, zu erhalten und zu erweitern.

In dieser Arbeit werden die folgenden Abkürzungen verwendet:

- HA = Hausaufgabe,
- KL = Kursleiter,
- TN = Teilnehmerin,

2. Die Bedeutung sozialer Ressourcen für die Gesundheit

Gesundheit scheint, zumindest konzeptionell, in hohem Maß mit der Verfügbarkeit sozialer Ressourcen verbunden zu sein. Hurrelmann (1990) definiert Gesundheit: „...als (einen, Anm.) Zustand des objektiven und subjektiven Befindens einer Person, der Gegeben ist, wenn diese Person sich in den physischen, psychischen und sozialen Bereichen ihrer Entwicklung in Einklang mit den eigenen Möglichkeiten und Zielvorstellungen (...) befindet." Der selbe Autor hält Gesundheit nur dann für gegeben, „...wenn eine Person konstruktiv Sozialbeziehungen aufbauen kann (und, Anm.) sozial integriert ist..." (Hurrelmann, 1988, zitiert in ebd.).

Soziale Ressourcen beinhalten sowohl strukturelle als auch funktionale Anteile. Zu den strukturellen Aspekten zählt die Anzahl und die Arten von Beziehungen zwischen Menschen (soziale Netzwerke). Funktionale Aspekte beziehen sich auf die Qualität sozialer Beziehungen und die Inhalte der sozialen Interaktion (soziale Unterstützung) (vgl. Keupp, 1987, Röhrle & Stark 1987, Schwarzer, Leppin, 1990, Baumann, u.a., 1998). Sozialen Ressourcen wird a) ein Puffereffekt auf den Zusammenhang zwischen Belastungen und gesundheitlichen Beeinträchtigungen und b) eine Bedeutung als Bewältigungsressource zugeschrieben. Im salutogenetischen Modell von Gesundheit wird soziale Unterstützung als generalisierte Widerstandsressource diskutiert (Antonovsky, 1997).

2.1 Soziale Netzwerke und Soziale Unterstützung

Soziale Unterstützung gelingt mit der Mobilisation sozialer Ressourcen aus sozialen Netzwerken. Der Netzwerk-Begriff kennzeichnet dabei das quantitative Maß sozialer Beziehungen, über die ein Mensch verfügt. Soziale Netzwerke können dabei anhand folgender Kriterien erfasst werden:

Interaktion im sozialen Netzwerk (Bewertung der Inhalte von Transaktionen, Austauschmedien, Eigenschaften der Verbindung),

- Struktur des Netzwerkes (Größe, Cluster, Cliquen, Verbundenheit, Dichte, Stabilität, Reziprozität),

- Kommunikationsrollen innerhalb des Netzwerkes (Stars – zentrale Positionen, Brückenfunktionen, „Gatekeeper u.a.) (Schenk, 1984 nach Keupp, 1987).

Soziale Netzwerke und soziale Unterstützung wurden vielfach als synonyme Begriffe verwendet. Allerdings beziehen sich beide Begriffe auf unterschiedliche Aspekte sozialer Ressourcen. Beispielsweise ist die Suche nach Unterstützungs- und Solidaritätspotentialen – auch in großen und dichten sozialen Netzwerken – nicht immer erfolgreich. Für die Einschätzung, ob soziale Netzwerke unterstützend sind oder nicht, wie und von wem Unterstützungsleistungen erbracht werden, scheint eine differenzierte Betrachtung beider Begriffe notwendig zu machen (Keupp, 1987). Von Kardorff (1989) fasst soziale Netze als ein System von Transaktionen, in dem Ressourcen getauscht, Informationen übertragen, Koalitionen gebildet, Aktivitäten koordiniert, Einfluss und Autorität ausgeübt werden, Unterstützung mobilisiert, Vertrauen aufgebaut wird oder durch Gemeinsamkeiten Sentiments gestiftet werden auf.

Soziale Integration beschreibt die Zugehörigkeit zu formellen und informellen Gruppen sowie den mehr oder weniger leichten Zugang zu Ressourcen und in welchem Ausmaß Werten und Orientierungen von Gemeinschaften geteilt werden. Schwarzer und Leppin (1990) zufolge steht soziale Integration nicht direkt in Verbindung zur Gesundheit, sondern eher mit wahrgenommener Unterstützung (s.o.) und Bewältigungsverhalten. Die Autoren unterscheiden unter dem Oberbegriff soziale Ressourcen, soziale Netzwerke und soziale Unterstützung und soziale Integration. Soziale Integration umschreibt dabei die Quantität und Existenz von Sozialbeziehungen und die strukturellen Merkmale des sozialen Netzwerkes.

Soziale Unterstützung wird als das Maß der erhaltenen, gegebenen und erlebten Unterstützung in sozialen Netzwerken verstanden und bildet den qualitativen Aspekt sozialer Ressourcen (Beerlage, 2001). Dabei kann unterschieden werden, ob sich die Unterstützung direkt auf die Bewältigung einzelner Belastung (belastungsbezogene Unterstützung) oder auf einen insgesamt belastenden Alltag (Alltagsunterstützung) bezieht. Neben dem Angebot an sozialer Unterstützung muss zudem die Wahrnehmung des hilfesuchenden Menschen berücksichtigt werden. Unterschieden werden kann dabei in subjektiv wahrgenommene (erwartete) Unterstützung und tatsächlich erhaltene Unterstützung sowie zwischen verschiedenen Inhalten bzw. Bereichen sozialer Unterstützung (instrumentell, psychisch, emotional, kognitiv u.a.). Tatsächlich erhaltene Unterstützung bezieht sich auf den in der Vergangenheit tatsächlich transportierten Support aus dem eigenen sozialen Netzwerk. Wahrgenommene (erwartete) Unterstützung umschreibt eher die subjektive Einschätzung einer Person, wenn nötig über soziale Unterstützung verfügen zu können (Schröder, Schwarzer, 1997 nach Viehhauser, 2000).

Die Einbindung in soziale Netzwerke und das Wahrnehmen sozialer Unterstützung, muss nicht zwangsläufig positive Effekte haben. Werden Netzwerke vornehmlich als soziale Stützsysteme begriffen, nimmt man das engere Umfeld einer Person nicht auch als Quelle für psychische Belastungen wahr (Röhrle, Stark, 1985). So kann z.B. ein besonders dichtes homogenes soziales Netzwerk seine Mitglieder lange von professioneller Hilfe abhalten, vermag aber selber nicht situations- und problemangemessen zu reagieren (Perrucci & Targ, 1982a, b zit. in Röhrle & Stark, 1985). Auch die soziale Unterstützung aus einem sozialen Netzwerk kann Nebenwirkungen für das unterstützte Mitglied haben, denn sie kann in bestimmten Interaktionssituationen zu Gefühlen der Kompetenz- und Hilflosigkeit sowie Verpflichtetheit führen (Fisher u.a. nach ebd.).

Personale Voraussetzungen für die Wahrnehmung sozialer Unterstützung. Als wichtige Voraussetzung für soziale Unterstützung, wird nicht nur das Netzwerk und der Unterstützungstransfer gewertet, sondern auch die Merkmale der nach Unterstützung suchenden Person. Diese auch als soziale Kompetenz bezeichneten personalen Ressourcen können unter soziale Kognition (u.a. Interpretation einer (Inter-)Aktion als Unterstützung), soziale Fertigkeiten (u.a. die Kompetenz ein Netzwerk zu bilden oder an einem solchen teilzuhaben, Bereitschaft und Fähigkeit sich in Belastungssituationen zu einem Problem zu bekennen), soziale Selbstwahrnehmung (u.a. Schwelle, mit einer sozialen Unterstützung zufrieden zu sein – Frustrationstoleranz) und die soziale Gerichtetheit (Intro- vs. Extroversion) zusammengefasst werden (Beerlage, 2001).

Bedeutung für die Gesundheit. Für das gesundheitliche Befinden eines Menschen spielen erhaltene und erwartete Unterstützung eine unterschiedliche Rolle. Leppin und Schwarzer (1989, nach Schwarzer, Leppin, 1990) unterschieden in ihrer Untersuchung wahrgenommene und tatsächlich erhaltene soziale Unterstützung. Wahrgenommene Unterstützung scheint dabei eher vor Gesundheitsbeschwerden zu schützen, tatsächlich erhaltene Unterstützung standen dagegen mit mehr Gesundheitsbeschwerden in Verbindung. Offenbar wirkt sich die Gewissheit (Erwartung) in kritischen Situationen ein unterstützendes soziales Netzwerk zu aktivieren günstig auf die Gesundheit aus. Der Zusammenhang zwischen tatsächlich erhaltener Unterstützung und Gesundheitsbeschwerden wird folgendermaßen erklärt: Soziale Unterstützung wird häufig in Notlagen gewährt, „...in (denen, Anm.) jemand deutlich Symptome präsentiert, die soziale Netzwerkmitglieder offenbar nicht ignorieren können." (Schwarzer & Leppin, 1990: 404). Zusammengefasst: Die Suche nach Unterstützung beginnt offensichtlich dann, wenn Belastungen bereits zu Beschwerden geführt haben. Der Zusammenhang zwischen erhaltener sozialer Unterstützung und hohen Gesundheitsbeschwerden sagt also nichts darüber aus, ob die Unterstützung angemessen war oder nicht. Soziale Unterstützung kann allerdings auch Quelle von Belastungen sein, wenn sie inadäquat erfolgt, also beispielsweise emotionale Unterstützung wahrgenommen wird, wenn materielle Unterstützung gewünscht ist oder wenn die Erwartungen an die Effekte von sozialer Unterstützung enttäuscht werden (zu viel oder zu wenig Unterstützung) (Baumann & Laireiter, 1995 nach Baumann u.a, 1998).

2.2 Das Salutogenesemodell – soziale Ressourcen als generalisierte Widerstandsressource

Das Salutogenesemodell betrachtet Faktoren, die ungeachtet des Vorhandenseins „krankmachender" Einflüsse zur Gesunderhaltung beitragen können, es geht zurück auf den israelischen Sozialpsychologen Aaron Antonovsky (1997). Ausgangspunkt war die Frage, wie Menschen es schaffen, trotz extremer Belastungen nicht krank zu werden und langfristig gesund zu bleiben. Die salutogenetische Sichtweise steht in Opposition zum zu den Annahmen des pathogenetischen, biomedizinischen Ansatzes, in dem die Bedeutung von Risikofaktoren für die Entstehung von Krankheiten diskutiert wird. Im Salutogenesemodell werden Gesundheit und Krankheit nicht als absolute Zustände gesehen, sondern als Endpunkte eines Kontinuums zwischen denen sich der aktuelle Gesundheitszustand von Menschen bewegen kann (Antonovsky, 1997). Zentrale Begriffe im Salutogenesemodells sind Kohärenzsinn, Gesundheits- und Krankheitskontinuum, Stressoren und Spannungszustände und generalisierte Widerstandsressourcen.

2.2.1 Bedeutung des Kohärenzsinns und generalisierter Widerstandsressourcen

Unter dem Kohärenzsinn (Sense of Coherence) versteht Antonovsky die allgemeine Grundhaltung eines Individuums gegenüber der Welt und dem eigenen Leben (Antonovsky, 1997). Diese Grundeinstellung wird mit ständig neuen Lebenserfahrungen konfrontiert und durch sie beeinflusst. Die Stärke des Kohärenzgefühls wird als unabhängig von den jeweiligen Umständen oder Situationen beschrieben. Lebenserfahrungen bestätigen in der Regel die Grundhaltung wodurch diese stabil und überdauernd wird (ebd.). Der Kohärenzsinn umfasst drei Komponenten:

Das Gefühl der Verstehbarkeit „...bezieht sich auf das Ausmaß, in welchem man interne und externe Stimuli als kognitiv sinnhaft wahrnimmt, als geordnete, konsistente, strukturierte und klare Informationen und nicht als Rauschen..." (Antonovsky, 1997: 34),

- Als Gefühl der Handhabbarkeit wird als Gefühl beschrieben, mit dem eingeschätzt wird, dass Schwierigkeiten lösbar sind. Es ist „...das Ausmaß, in dem man wahrnimmt, daß (sic) man geeignete Ressourcen zur Verfügung hat um den Anforderungen zu begegnen..." (Antonovsky, 1997: 35, BzGA, 1998: 29),
- Das Ausmaß, in dem man sein Leben als sinnhaft empfindet, bezeichnet Antonovsky als Bedeutsamkeit oder Sinnhaftigkeit (ebd.).

Das Kohärenzgefühl entwickelt sich in der Kindheit und Jugend und wird von gesammelten (Lebens-)Erfahrungen geformt. Ob sich ein starkes oder schwaches Kohärenzgefühl entwickelt, hängt außerdem von gesellschaftlichen Rahmenbedingungen und der Verfügbarkeit von Widerstandsressourcen ab. Die Stärke des Kohärenzgefühls wiederum bestimmt, in wie weit dann Widerstandsressourcen für die Bewältigung von Spannungszuständen mobilisiert werden können (Antonovsky, 1997).

Generalisierte Widerstandsressourcen fassen körperliche Voraussetzungen, Intelligenz, Bewältigungsstrategien sowie soziale und kulturelle Faktoren (u.a. auch soziale Ressourcen und Unterstützung, kulturelle Stabilität, finanzielle Möglichkeiten) zusammen. Zwei Funktionen haben Widerstandsressourcen: Sie prägen kontinuierlich die Lebenserfahrungen und ermöglichen bedeutsame kohärente Lebenserfahrungen zu machen, die wiederum das Kohärenzgefühl formen (Antonovsky, 1997).

2.2.2 Stressoren und Spannungszustand

In der pathogenetischen Orientierung werden Stressoren generell als Risikofaktoren behandelt. Die psychologische Stressforschung und das Salutogenesemodell sieht Stressoren dagegen eher neutral und diskutiert sie als Reize, die Stress erzeugen können. Ein Stressor ist dabei eine von innen oder außen kommende Anforderung, die das Gleichgewicht des Organismus stören kann (Antonovsky, 1979, Lazarus, 1995). Die dabei entstehenden Spannungszustände können bewältigt werden. Gelingt die Spannungsbewältigung nicht, sind Beeinträchtigungen der Gesundheit zu erwarten. Sowohl Patho- als auch Salutogenese sehen in Stressoren also potenzielle Auslöser von Stress. Zur Stressbewältigung müssen Ressourcen aktiviert werden. Im Salutogenesemodell wird jedoch im Gegensatz zur pathogenetischen Sichtweise Anforderungen (Stressoren) auch Chancen und nicht nur Risiken zugeschrieben (Antonovsky, 1997).

Personen mit einem hohen Kohärenzsinn bewerten im Gegensatz zu Personen mit geringem Kohärenzsinn, Reize mit größerer Wahrscheinlichkeit als neutral (also nicht spannungsauslösend). Werden Reize als spannungsauslösend bewertet, können sie als Belastung, Herausforderung oder Verlust bewertet werden. Das Bewertungsergebnis ist auch abhängig von den verfügbaren Ressourcen, eine günstige Ressourcenausstattung kann eher dazu beitragen, von außen kommende Anforderungen als Herausforderung und eben nicht als Belastung zu sehen. In welchem Maß Stress erlebt wird hängt außerdem von der Eignung verfügbarer Ressourcen zusammen, die gestellten Anforderungen zu bewältigen. (Antonovsky, 1997; Lazarus, 1995).

Alleinerziehende Frauen sehen sich sehr wahrscheinlich häufiger Belastungen gegenüber, die sie im Unterschied zu den in Partnerschaft lebenden Müttern, allein bewältigen müssen. Sie benötigen für die Bewältigung der Belastungen soziale und personale Kompetenzen um notwendige soziale Unterstützung aus ihren sozialen Netzwerken aktivieren zu können.

2.3 Zusammenfassung

Soziale Unterstützung, die Einbindung in ein soziales Netzwerk und die Voraussetzungen von Menschen, soziale Ressourcen zu aktivieren, scheinen zentrale Einflussfaktoren auf die Gesundheit und das Wohlbefinden von Menschen zu sein. Soziale Ressourcen lassen sich anhand von quantitativen: soziale Netzwerke und soziale Integration und qualitativen Aspekten: soziale Unterstützung, beschreiben. Es wird angenommen, dass die Einbindung in ein unterstützendes soziales Netzwerk günstige Auswirkungen auf die Gesundheit haben kann.

Soziale Ressourcen fließen als generalisierte Widerstandsressourcen in das Salutogenesemodell (Antonovsky, 1997) ein. Danach ist Gesundheit das Resultat eines einflussreichen Wechselspiels aus wahrgenommenen Anforderungen und Belastungen, verfügbaren Ressourcen zur Belastungsbewältigung und zurückliegenden Lebenserfahrungen. Eine zentrale Komponente dieses Modells ist der Kohärenzsinn, der umso größer ist, je häufiger positive Erfahrungen bei der Bewältigung von Belastungen und Spannungszuständen gemacht wurden.

Alleinerziehende Frauen können bei den verfügbaren sozialen Ressourcen möglicherweise benachteiligt sein. Das Risiko einer sozialen Isolation ist bei ihnen möglicherweise größer. Im folgenden Kapitel wird die Situation alleinerziehender Frauen in Deutschland und ihre verfügbaren sozialen Ressourcen skizziert und der Frage nachgegangen, in wieweit alleinerziehende Frauen tatsächlich von Isolation bedroht oder betroffen sind.

3. Die Lage alleinerziehender Frauen: Unterstützung und soziale Netzwerke

Im Auftrag des Bundesministeriums für Familie, Senioren, Frauen und Jugend wurde 1993 ein Modellprojekt „Hilfen für alleinerziehende Frauen in Problemsituationen" durchgeführt. In einer Stadt der alten und drei Städten der neuen Bundesländer wurden dazu Daten erhoben, die ein Bild von der Lage eines Teils alleinerziehender Frauen zeichnen. Dazu wurden objektive Daten zur Wohnungs- und Arbeitsmarktsituation, Lage bei der Kinderbetreuung und der Angebotsstruktur an den Modellstandorten ermittelt (Bundesministerium für Familie, Senioren, Frauen und Jugend, 1997).

3.1 Arbeitsmarkt-, Sozial- und Wohnsituation alleinerziehender Frauen

Ein großer Teil der alleinerziehenden Frauen ist in Deutschland erwerbstätig (in den alten Bundesländern 64,4%, in Gesamtdeutschland waren es 70,7%, Statistisches Bundesamt, 1993). Wenn jedoch nur ein Familienmitglied erwerbstätig ist, unterscheidet sich das Familieneinkommen von dem der Zweielternfamilien in denen beide Partner arbeiten. In Zweielternfamilien, in denen nur ein Elternteil arbeitet (hier meist der Mann), verfügt der verdienende Partner häufig über ein vergleichsweise hohes Einkommen. Vor diesem Hintergrund stellt sich die ökonomische Situation alleinerziehender Familien überwiegend ungünstiger dar, als die in Zweielternfamilien. Legt man die Schwelle der relativen Armut bei 40% des Pro – Kopf - Nettoeinkommens fest, sind 39,4% der Alleinerziehenden in der BRD arm, bei einer Armutsschwelle von 50% sind es 53%, bei einer Schwelle von 60% des Pro – Kopfnettoeinkommens sind sogar 68,1% (Niepel, 1994a). Besonders in den neuen Bundesländern ist ein großer Teil erwerbsloser der alleinerziehender Frauen von Sozialhilfe abhängig (40% der Bezieher von Sozialhilfe waren bei einer Untersuchung des Bundesministerium für Familie, Senioren, Frauen und Jugend (1997) in den Modellstädten der neuen Bundesländer Alleinerziehende).

Eine zusätzliche Barriere, einerseits für die Aufnahme einer Vollzeitbeschäftigung, andererseits für die Teilhabe an sozialen Netzwerken stellen Defizite in der Kinderbetreuung dar. Zwar kann Rechtsanspruch auf Kinderbetreuung insbesondere in den neuen Bundesländern auch durchgesetzt werden. Allerdings werden zunehmend wohnortnahe Einrichtungen geschlossen, die Betreuung von Kleinkindern unter 3 Jahren in Krippen ist durch die Schließung von Krippen nicht mehr überall sicher gestellt (Bundesministerium für Familie, Senioren, Frauen und Jugend, 1997, Niepel, 1994a).

Aufgrund der schlechteren Einkommenslage und der Situation bei der Kinderbetreuung, können sind die Möglichkeiten Alleinerziehender auch auf dem Wohnungsmarkt ungünstiger einzuschätzen. In der Nachbarschaft und bei Vermietern sind alleinerziehende Frauen als Mieterinnen zum Teil unerwünscht und sehen sich dadurch mit noch größeren Schwierigkeiten auf dem Wohnungsmarkt konfrontiert als verheiratete Paare mit Kindern (Niepel, 1994a).

3.2 Soziale Netzwerke und soziale Unterstützung alleinerziehender Frauen

Es ist anzunehmen, dass durch die finanzielle, zeitliche und soziale Belastung alleinerziehender Frauen, weniger Zeit verfügbar ist, um sich soziale Ressourcen nutzbar zu machen oder unterstützende Kontakte zu pflegen. Das betrifft in ähnlicher Weise auch persönliche Bedürfnisse. Möglichkeiten der Freizeitgestaltung können wegen der nicht sichergestellten Kinderbetreuung oft nicht in einer gewünschten Form in Anspruch genommen werden.

Im Anschluss wird beleuchtet, ob tatsächlich Auswirkungen auf soziale Netzwerke alleinerziehender Frauen in den Forschungsergebnissen erkennbar werden und wie „gut" oder gelingend alleinerziehende Frauen aus ihren Netzwerken unterstützt werden.

3.2.1 Soziale Netzwerke alleinerziehender Frauen

Nach der Trennung vom Ehemann verändern sich die sozialen Netzwerke alleinerziehender Frauen. Die Beziehungen zur Herkunftsfamilie des Expartners werden häufig nahezu vollständig abgebrochen. Netzwerke alleinerziehender Frauen bestehen zu einem größeren Teil aus Mitgliedern der eigenen Herkunftsfamilie. Freunde und andere Netzwerkmitglieder bilden den kleineren Teil, das soziale Netzwerk alleinerziehender Frauen wird offensichtlich kleiner und weniger vielfältig (Milardo, 1987 nach Niepel, 1994a). Im Widerspruch dazu stehen die Ergebnisse der Studien von Niepel (1994b) sowie von Nestmann und Stiehler (1998). Danach spielt die Familie eine wichtige Rolle (22 zu 30% der von den Frauen angegebenen Unterstützer), Freunde bildeten aber den quantitativ größten Anteil der angegebenen Unterstützer (68 zu 50%). Die Netzwerkgröße scheint dabei wenig entscheidend zu sein und hängt von den individuellen Bedürfnissen alleinerziehender Frauen ab. Die meisten der untersuchten alleinerziehenden Frauen können dabei nicht als isoliert bezeichnet werden und haben kein ausgesprochen kleines soziales Netzwerk (Niepel, 1994b). Im Verlaufe des Alleinerziehens vergrößert das soziale Netzwerk teilweise sogar (Nestmann & Stiehler, 1998). Für die Netzwerkgröße spielt das Alter der alleinerziehenden Frauen und die Dauer des Alleinseins eine Rolle: je *älter die Alleinerziehende* ist, desto kleiner sind die Netzwerke, jedoch je länger sie allein sind, desto größer sind sie (Nestmann, 1998). Unter den Personen die angaben, über keinerlei soziale Kontakte zu verfügen, sind Alleinerziehende dennoch überrepräsentiert (Marbach, 1989 zitiert in Niepel, 1994a). Bei der Kontakt*häufigkeit* sind bei den Studien von Niepel (1994b) sowie von Nestmann und Stiehler (1998) keine Anhaltspunkte für eine strukturelle Isolation zu erkennen. Größere qualitative Veränderungen ergeben sich aber im Freundeskreis alleinerziehender Frauen, die Mehrzahl verliert alte Freunde, gewinnt jedoch neue Freunde hinzu (Barry, 1979 nach Niepel, 1994a). Klinisch auffällige alleinerziehende Frauen haben im Vergleich zu nicht Auffälligen kleine und dichte Netzwerke, diese beinhalten viele Verwandtschaftskontakte und wenige Freunde. Von *einem* Netzwerktyp Alleinerziehender kann allerdings nicht gesprochen werden, es findet allerdings ein Wandel in den Netzwerken alleinerziehender Frauen nach der Trennung vom Partner statt. Weitere untersuchte Variablen (Familienstand, Anzahl der Kinder) wirkten sich kaum auf die Netzwerkgröße und Kontakthäufigkeit aus. Offensichtliche Defizite gibt es jedoch im qualitativen Aspekt soziale Unterstützung.

3.2.2 Soziale Unterstützung alleinerziehender Frauen

Alleinerziehende Frauen sind wegen der hohen Anforderungen wahrscheinlich auf mehr Unterstützung aus ihrem sozialen Netzwerk angewiesen. Zwischen alleinerziehenden Frauen konnten Unterschiede bezogen auf den Erhalt und die Qualität der sozialen Unterstützung festgestellt werden. Nestmann und Stiehler (1998) untersuchten alleinerziehende Frauen u.a. danach, welche Formen von Unterstützung sie erhalten. Der größte Teil der Frauen erhielt psychologische Unterstützung in Form von Ermutigung, Trost sowie praktische Hilfe (90%). Am wenigsten erhielten sie körperliche Nähe (ebd.). In der gleichen Studie sollten die Frauen die Wichtigkeit der Unterstützungsarten und ihre Zufriedenheit mit der Erfüllung auf einer Skala 1 – 5 (wichtig/ zufrieden – unwichtig – unzufrieden) einschätzen. Hier ergaben sich teilweise große Mittelwertabweichungen. Bei der Wichtigkeits- und Zufriedenheitsbeurteilung vermissen alleinerziehende Frauen am meisten Liebe, körperliche Nähe Ehrlichkeit und Gemeinschaft. Mehr Verfügbarkeit (Zufriedenheit) im Vergleich mit Wichtigkeit besteht dagegen in Bezug auf Praktische Hilfe, Beispiel und Anleitung. Obwohl diese Dimensionen der sozialen Unterstützung für die untersuchten Frauen eine geringere Bedeutung haben, werden sie in ausreichendem Maß befriedigt (ebd.). Die Zufriedenheit mit der erhaltenen sozialen Unterstützung variiert mit der Dauer des Alleinseins, mit dem Alter der Alleinerziehenden, der Anzahl der Kinder und dem Familienstand. Besonders bei *Frauen mit vielen Kindern* fällt auf, dass sie weniger Unterstützung aus ihrem Netzwerk erhalten und auch die Netzwerkgröße und Kontakthäufigkeit mit zunehmender Kinderzahl kleiner wird (Nestmann, 1998). Auch für *ältere ledige Frauen* ist es besonders schwierig, zufriedenstellende soziale Unterstützung aus ihren Netzwerken zu erhalten (ebd.). Frauen mit Kleinkindern und erwerbstätige Frauen mit einem Kind erhalten die meiste Unterstützung. Bei der Zufriedenheit mit erhaltener Unterstützung aus den sozialen Netzwerken zeigt sich, dass *Frauen aus unteren Sozialen Schichten* weniger mit der erhaltenen Unterstützung zufrieden sind als Frauen aus höheren sozialen Schichten (36,4% zu 47,9%) (Neubauer, 1988 nach Niepel, 1994a). Auch Frauen, die während der Ehe oder Partnerschaft keinen eigenen verlässlichen Freundeskreis hatten, schätzen ihre soziale Unterstützung häufig als unbefriedigend ein (Schöningh u.a., 1991). Zielgruppe für ein Kursangebot zur Erweiterung sozialer Ressourcen alleinerziehender Frauen sollten daher vor allem Frauen aus unteren sozialen Schichten und ohne oder mit einem kleinen Freundeskreis sein.

3.3 Zusammenfassung

Alleinerziehende Frauen sind offensichtlich stärker belastet. Zu den am häufigsten diskutierten Stressoren zählen die prekäre ökonomische Lage, die Doppelbelastung durch Erwerbstätigkeit und Familientätigkeit und Belastungen durch die Übernahme „gegengeschlechtlicher" Rollenanteile. Daneben wird auf eine geringere Ausstattung mit personalen Ressourcen zur Mobilisierung von sozialer Unterstützung verwiesen, was eine geringe oder unangemessene soziale Unterstützung alleinerziehender Frauen zur Folge haben kann. Berufstätige Alleinerziehende sind zudem mit Problemen bei der Kinderbetreuung konfrontiert. Arbeitssuchende Alleinerziehende haben aufgrund unzureichender Kinderbetreuungsmöglichkeiten häufig größere Schwierigkeiten bei der Jobsuche. Außerdem erfahren sie bei Erwerbslosigkeit eher Diskriminierungen durch Armut und die Abhängigkeit von Sozialhilfe. Sowohl die mangelnde Zeit einer sozialen Kontaktpflege, als auch die „soziale Isolation" bei Arbeitslosigkeit können sich negativ auf die sozialen Ressourcen betroffener alleinerziehender Frau auswirken (Niepel, 1994a).

Die Zielgruppe eines Kurses zur Förderung sozialer Ressourcen alleinerziehender Frauen sind insbesondere „isolierte alleinerziehende Frauen" in unteren sozialen Schichten. Außerdem ist zu Beginn der Einelternschaft das Gefühl sozialer Isolation größer. Alleinerziehende berufstätige Frauen sind seltener sozial isoliert. Daher sollten mit dem Kurs auch und besonders erwerbslose Frauen angesprochen werden, einerseits um sie zu befähigen aus ihrem sozialen Netzwerk zufriedenstellende Unterstützung zu mobilisieren, zum anderen auch um ihnen trotz der objektiven Schwierigkeiten ihrer Integration auf dem Arbeitsmarkt, Chancen zu eröffnen ein Arbeitsverhältnis anzutreten.

4. Kursprogramm zur Erweiterung sozialer Ressourcen alleinerziehender Frauen

Im einleitenden Teil wurde die Bedeutung der sozialen Integration und Unterstützung für die Gesundheit eines Menschen betrachtet und die Lage alleinerziehender Frauen hinsichtlich sozialer Unterstützung und Integration. An dieser Stelle wird ein Kurs vorgestellt werden, der sich speziell an subjektiv sozial isolierte und hauptsächlich arbeitslose und finanzschwache alleinerziehende Frauen richtet, weil gerade diese Gruppe(n) oft nur ungenügende bzw. unangemessene soziale Unterstützung bekommen. Dieses Kapitel ist folgendermaßen aufgebaut:

- Kursausschreibung zur Information über den Kurs,
- Zielstellung des Kurses,
- Stundenplan und Stundenbilder (mit Zeitangaben, eingesetzte Methoden und Materialien) und
- Evaluationsinstrumente zur abschließenden Einschätzung des Kurses.

4.1 Kursausschreibung

Der Kurs „Förderung der sozialen Ressourcen alleinerziehender Frauen" richtet sich an Frauen, die in ihrem Alltag in Situationen, in denen ihnen Unterstützung von anderen Menschen nötig erscheint keine Ressourcen haben, keine sehen oder mobilisieren können, um diese Unterstützung zu erhalten. Dabei soll der Kurs auf bestehenden Ressourcen der Frauen aufbauen und ihre Fähigkeiten dahingehend erweitern, dass sie aus ihren bestehenden Netzwerken mehr Unterstützung mobilisieren können und neue Kontakte aufbauen und pflegen zu können. Lebensweltnahe Übungen (z.B. Kontaktaufnahme, Verdeutlichung des eigenen Netzwerks und die persönliche Stellung in ihm, Gespräche über individuelle Erfahrungen in den persönlichen Netzwerken, Kompetenzen hilfreiche Gespräche zu führen, eigene Bemühungen zur Pflege von Kontakten, Berichte über Bewältigung bestehender Isolation – Freizeitaktivitäten, Erfahrungen bei nicht erfolgter bzw. unangemessener Hilfe usw.) sollen dazu befähigen, die eigene Geschichte aufzuarbeiten und spielerisch eigene Reaktionen in sozialen Entscheidungen und Situationen neu zu „spinnen". Auch problematische Entscheidungen in den sozialen Netzwerken werden dabei angesprochen. Der Kurs dient neben dem Erwerb neuer Handlungskompetenz auch dem entspannenden Zusammensein alleinerziehender Frauen unter Begleitung eines Kursleiters. Neben Kursinhalten, die die soziale Kompetenz erweitern sollen, werden auch Aspekte des Wohlbefindens und des bewussten Gestaltens von Genuss angesprochen. Während des Kurses können auf Wunsch auch Möglichkeiten der aktiven Suche nach beruflicher Beschäftigung und/ oder Weiterbildung besprochen und Erfahrungen diesbezüglich ausgetauscht werden. Zwar dient der Kurs hauptsächlich der Befähigung, Erweiterung und Aktivierung sozialer Ressourcen und nicht der Arbeitsvermittlung, jedoch kann auf Wunsch auch ein Bewerbertraining in Zusammenarbeit mit einem Arbeitsamt organisiert werden. Der Kurs bietet einerseits die Möglichkeit sein soziales Netzwerk zu reflektieren, andererseits bietet er den Teilnehmerinnen die Möglichkeit neue unterstützende Sozialkontakte zu knüpfen und in einem belastenden Alltag entlastende Frei – räume zu genießen

Der Kurs sollte in Einrichtungen stattfinden, die von alleinerziehenden Frauen der Zielgruppe regelmäßig aufgesucht und frequentiert werden. Möglich wären beispielsweise Kinderbetreuungseinrichtungen in denen ihre Kinder betreut werden.

Eine öffentliche Ausschreibung könnte wie folgt aussehen:

Allein -erziehend aber nicht allein – Neue Beziehungen knüpfen, alte Freundschaften pflegen.

Der Kurs wendet sich an Sie, wenn Sie sich mit Frauen austauschen möchten, die ebenfalls alleinerziehend sind.

- Wenn Sie häufig Situationen erleben, in denen Ihnen alles über den Kopf zu wachsen scheint.
- Wenn Sie sich manchmal einsam fühlen.
- Wenn Sie sich deshalb manchmal unwohl fühlen.
- Wenn Sie wieder arbeiten möchten aber bisher darin keine Unterstützung bekamen.
- Wenn Sie etwas für sich tun möchten und trotzdem Ihre Kinder währenddessen gut betreut wissen wollen.

Mit Begleitung eines Kursleiters werden Sie Situationen „durchspielen" die Sie kennen und dabei neue Möglichkeiten entdecken, mit diesen Situationen umzugehen.

Der Kurs ist aus 10 Kursbausteinen aufgebaut, die jeweils eine Stunde dauern. Danach haben Sie jedoch auch die Möglichkeit untereinander Erfahrungen auszutauschen und die Stunde Revue passieren zu lassen.

Bis zu 15 interessierte Frauen können an diesem Kurs teilnehmen, bei entsprechender Nachfrage wird ein weiterer Kurs in absehbarer Zeit angeboten.

Die Teilnahme an diesem Kurs wird gefördert durch … und ist kostenlos.

15

Das erste Treffen ist am ..,..,.... um --:-- in der Kindertagesstätte ..., bringen Sie Ihre Kinder mit, durch die Kindertagesstätte wird eine kostenfreie Kinderbetreuung für die Kurszeit sichergestellt.

4.2 Ziele des Kurses

Die Frauen aus der angesprochenen Zielgruppe sollen sich im Ergebnis dieses Kurses selbstwirksamer in Bezug auf den Aufbau, die Pflege und Nutzung sozialer Kontakte erleben. Zu den (Kurs)Zielen gehören deshalb:

- Reflexion des eigenen sozialen Netzwerkes, Analyse der Entstehung des eigenen sozialen Netzwerkes,
- Die bereits empfangenen Hilfeleistungen und Unterstützung aus dem bestehenden Netzwerk zu bewusst zu erkennen und anzuerkennen (personale Kompetenz: soziale Kognition und Selbstwahrnehmung),
- Förderung des gegenseitigen Verstehens, auch um zu erkennen, dass diese Probleme auch andere Menschen haben, um emotionale Entlastung zu erfahren,
- Möglichkeiten vertrauensvolle und hilfreiche Beziehung aufzubauen und zu erhalten,
- Hinterfragung kontaktfeindlicher Überzeugungen (Barrieren abbauen),
- Reflexion des eigenen Sozial- und Kontaktverhaltens,
- Eigene Kompetenzen zur Gestaltung sozialer Interaktion stärken, neue erwerben (u.a. auch die Fähigkeit Gefühle und Meinungen auszudrücken, Konflikte ernst zu nehmen) (in Anlehnung an Roth u.a., 1999:37f; Viehhauser, 2000: 551f).

Zu Beginn erfolgt daher zunächst die Analyse des eigenen sozialen Netzwerkes, sie ist ein Stück auch biografische Reflexion, also ein Stück erzählte Lebensgeschichte. Während einer biografischen Reflexion, auch von der Entwicklung der eigenen sozialen Netzwerke, wird (den Teilnehmerinnen selbst) Dokument über die Verarbeitung bedeutsamer Ereignisse. Ziel ist eine qualifizierte Gestaltung der Gegenwart und Entwicklung vor dem Hintergrund der persönlichen Entwicklung (Homfeldt, 1994). Der Kurs soll dem Ansatz der Gesundheitsbildung folgen, wonach die Alltagserfahrung, das subjektive Erleben und Erkennen im Mittelpunkt stehen. Dieser Kurs richtet sich an alleinerziehende Frauen, er soll ihre Belange in einem emanzipativ-partizipativen Sinn berücksichtigen. Dabei soll auf den bestehenden Ressourcen der Frauen aufgebaut werden. Defizite und Risiken sollen nur am Rande erwähnt werden. Darin ist auch eine wichtige Aufgabe des Kursleiters zu sehen: Aufkommende Diskussionen unter und mit den Teilnehmerinnen weg von der Suche nach den Ursachen eines eigenen sozialen Versagens, hin zur Reflexion, warum in der Vergangenheit soziale Kontakte als erfolgreich erlebt wurden. Die Meisterschaft im managen

16

eines schwierigen Alltags soll als geteilte Erfahrung zwischen den Frauen stehen, weniger ihr Belastungserleben, ihre Ängste und Klagen. Während des Kurses soll die Lebenswelt der Frauen besonders berücksichtigt werden. Unter dem ressourcenorientierten Ansatz der Gesundheitsbildung ist die Rolle des Kursleiters nicht nur die eines Gestalters von Lernprozessen, vielmehr muss er zur Bewusstseinsbildung bei den Frauen beitragen, dass sie nicht nur miteinander, sondern auch viel voneinander lernen (Blättner, 1998: 58f).

4.3   Stundenbilder, zeitlicher Kursablauf

Der Kurs umfasst 10 Stunden á 60 Minuten. Unter diesem Punkt werden die Ziele, zeitliche Planung der einzelnen Kursbausteine beschrieben und die Methoden der Kursgestaltung und benötigte Materialen benannt werden. Wenn in der folgenden Tabelle von Kursleiter die Rede ist, sind sowohl männliche als auch weibliche Kursleiter gemeint.

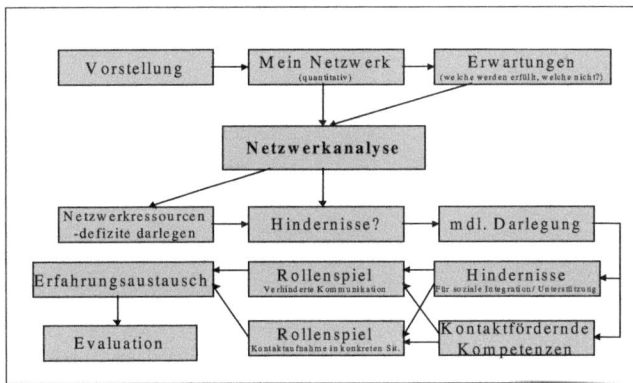

Abb. 1: Skizzierter Kursverlauf und Hauptbausteine.

Ziele, Planung, Methoden	Materialien	Zeit
1. Kursbaustein (angelehnt an Roth u.a., 1999: 45f)		
Ziele des ersten Kursbausteins: • Vorstellung des Kurses, Bewusstsein über die Bedeutung sozialer Ressourcen für das eigene Wohlbefinden • Gemeinsames Kennenlernen der Teilnehmer, • Darlegung der Wünsche und Erwartungen der Teilnehmer		
Methoden: • Begrüßung der TN Vorstellung des KL und kurze Einleitung durch den KL (Erläuterung der Kursziele, Siehe 4.2)	Kursprogramm	10-15 min
Namensspiel „Ich knüpfe ein Netzwerk" zum kennen lernen der TN, dazu beginnt der KL nach Nennung seines (Vor)Namens[1] und gibt (wirft) ein Wollknäuel (vorher etwas abwickeln) weiter, diejenige, die das Wollknäuel gefangen hat sagt den Namen derjenigen, von der sie es erhielt. Solange spielen, bis jeder den Namen des anderen Nennen kann und sich ein dichtes (Woll)Netzwerk gebildet hat, Das entstandene Wollnetz möglichst mit Namen an eine Wand hängen.	Wollknäuel entsprechender Länge, Stühle in Form eines Kreises aufgestellt	15-20 min
• Kartenabfrage über Erwartungen und Ängste über den Kurs. Dazu werden rote und grüne Karten ausgeteilt, jede TN schreibt zunächst auf, was sie sich von diesem Kurs wünscht auf die grünen Karten, ihre Ängste in Bezug auf den Kurs auf die roten Karten (z.B. Wunsch: „Möchte andere Alleinerziehende kennen lernen!"; Angst: „...Teilnehmerinnen lachen über Dinge, die ich erzähle". Die Karten werden an zwei Pinwänden befestigt (eine für die Erwartungen, eine für die Ängste). Die Teilnehmerinnen äußern sich jeweils zu einer Erwartung und Angst und reflektieren diese. Der KL weist darauf hin, nach Möglichkeit die eigenen Antworten zu	Grüne und rote Karten je in Anzahl der Teilnehmerinnen, Pinwand	20-25 min

---

[1] Herbsthofer und Müller (1987) stellten eine gestiegene Bedeutung des Vornamens bei alleinstehenden Frauen fest weil er das „zuverlässige" Element in der Reihe der Namen ist. Mit der eigenen Eheschließung wurde meist der eigene Familienname abgelegt, der neue Familienname (der Familienname des Exmannes) wird abgelehnt. Einzig der Vorname begleitet die Frauen seid ihrer Geburt (S. 166).

kommentieren, sie können jedoch auch Fragen über unklare andere Antworten aufwerfen.		
• HA: „Wenn ich drei Wünsche frei hätte...". Die TN sollen sich bist zur nächsten Sitzung überlegen, was sie sich wünschen würden, wenn sie drei Wünsche „frei" hätten, KL erklärt und gibt Beispiele, TN sollten diese Wünsche notieren und zur nächsten Sitzung mitbringen		10-15 min

2. Kursbaustein. *(Roth, 1999: 46f; Viehhauser, 2000: 558f)*

Ziele: • Diskussion der HA mit Ziel eigene Wünsche auszudrücken und zu reflektieren, • Festigung der Bekanntschaften im Kurs, fördern sozialer Kompetenzen durch die Aufnahme von Gesprächen		
Methoden: • KL wendet sich an die TN, um das „Eis" zu brechen, liest er seine Wünsche vor und kommentiert sie, auch die TN sollten ihre Wünsche vortragen (wer möchte) diese auf Karten schreiben und neben ihren Namen am Netzwerk kleben	Notizen der TN zur Hausaufgabe, Karten (3 je TN), Wollnetz der letzten Stunde	15-20 min
Aus einer Kiste ziehen die TN farbige Karten oder Steine. In der Kiste sind entsprechend der TN – Zahl Farbpaare vorhanden. Die beiden TN, die gleiche Farbpaare haben, interviewen einander. Die jeweils Fragende hört den Ausführungen seiner Gegenüber zu und fragt nur bei Bedarf nach. Inhalt der Interview gibt der KL wie folgt vor: *Wer bin ich, wer bist (sind) Du (Sie)?*, *Motivation* zur Kursteilnahme, *Wünsche* in Bezug auf sein soziales Netzwerk... (mehr Entlastung bei der Kinderbetreuung usw.)	Kiste, entsprechend der TN – Zahl farbige Stein – oder Kartenpaare	15 min
Vorstellung des jeweiligen Partners vor der Gruppe, die die genannten Bestandteile enthält.	Kreisförmig angeordnete Stühle	25 – 30 min
HA Phantasiereise, wenn ich die Möglichkeit hätte, was würde ich tun, welche Barrieren sehe ich		Ca. 5 min

3. Kursbaustein (Roth, 1999: 57ff; Viehhauser, 2000: 553f)		
Ziele: • Beschreibung der Qualität und Quantität des eigenen bestehenden sozialen Netzwerkes, Analyse des eigenen Netzwerkes (schriftliche Arbeit), • Klarwerden über die eigenen Erwartungen an die Netzwerkmitglieder (mündliche und schriftliche Auswertung)		
Methoden: • Austeilen von A4 Blättern (klein kariert, je Teilnehmerin 2), KL leitet TN dazu an, alle dem Netzwerk zugehörigen Personen auf zu schreiben (auf ein Blatt), in die Mitte die eigene Person. Nahestehende Personen in die Nähe der eigenen, entfernte Bekannte entfernt von der eigenen Person. Dazu die Art der Beziehung (Verwandte, Freunde usw.) kennzeichnen, Anleitung, bewusst wahr zu nehmen, welcher Intensität (Häufigkeit der Kontakte u.a.) die Beziehung ist, welche Art von Unterstützung erhalten wurde und ob in Zukunft Unterstützung zu erwarten ist.	2 kleinkarierte DIN A4-Bögen/ Teilnehmerin, verschiedenfarbige Filzstifte	25-30 min
• Analyse des Netzwerkes, KL leitet TN dazu an, die Personen zu markieren (mit 3 Farben), zu denen sie eine zufrieden stellende Beziehung haben (mit + und 1. Farbe markieren), bei der die aktuelle Beziehung nicht mit der Wunschbeziehung überein stimmt (Unzufriedenheit, Änderungswünsche etc., mit – und 2. Farbe markieren) und bei der Ambivalenzen bestehen (mit ? und 3. Farbe markieren), Kennzeichnen der Richtung einer gewünschten Veränderung (vom „Ich" weg oder zum „Ich" hin). Vorstellung einer Beziehung, zu der TN Veränderung wünschen (vor der Gruppe), • KL sammelt danach die Blätter mit den Netzwerken ein (Namen auf die Blätter)	Farbstifte mit anderer Farbe als in vorherigem Durchgang	20-25 min
• Spiel: pantomimisch etwas „Nettes" sagen, TN bilden Paare, KL gibt Situationen vor z.B.: Ausdrücken von Dankbarkeit, Bewunderung, Freude über Wiedersehen usw.,		10 min

• HA: TN sollen ein Mitglied ihres Netzwerkes kontaktieren, zu dem sie den Kontakt intensivieren wollte (lt. Netzwerkblätter)		

4. Kursbaustein (Roth, 1999: 59; Viehhauser, 2000: 555f)

Ziele: • Kommunikationskompetenzen stärken, Reflexion des Netzwerkblätterspiels, • Klärung von Ressourcen und Defiziten im eigenen sozialen Netzwerk im Hinblick auf die soziale Unterstützung		
Methoden: • Reflexion der Hausaufgabe, TN stellen vor, wen sie kontaktierten und welche Reaktionen folgten, • KL teilt die eingesammelten Netzwerkblätter an die Teilnehmerinnen aus, • Gesprächsrunde zu den erarbeiteten Netzwerkblättern, KL beginnt die Sitzung mit den Fragen: *"Wie ist es Ihnen ergangen?* (TN berichten über Entdeckungen oder Dinge, die ihnen in ihrem Netzwerk noch nicht aufgefallen sind); *Was ist Ihnen besonders aufgefallen?* (z.B. Menschen, mit denen sie schon lange keinen Kontakt mehr hatten aber sich an eine intensive und hilfreiche Beziehung erinnern können, Kontakte die aus eigener Initiative wieder aufgenommen werden können)	Blätter mit den von den TN erstellten Netzwerken	25-30 min
• Bei der Gesprächsrunde können TN auch auf Gemeinsamkeiten mit anderen TN eingehen, • TN beantworten nach der Gesprächsrunde zu den Netzwerkblättern, welche Bedürfnisse in bestehenden Beziehungen erfüllt werden, und was wünschen sich die TN von Menschen ihres Netzwerkes, was fehlt, welche Bedürfnisse werden nicht erfüllt, • TN sollen sich darüber klar werden, dass bestimmte Bekannte von vorn herein als Unterstützer ausgeschlossen wurden, die zwar Unterstützung geben, mit dieser Unterstützung das Bedürfnis nach Intimität und Nähe nicht befriedigen, • KL sammelt Netzwerkblätter wieder ein	Netzwerkblätter	25-30 min
Spiel: „Einen Wunsch, den ich mir erfüllen kann", • TN sollten sich als HA täglich einen Wunsch		5-10 min

erfüllen (z.b. täglich eine leckere Kleinigkeit kaufen, täglich einen kleinen Betrag zurück legen, um am Wochenende sich einen Strauß Blumen kaufen zu können usw.)		

5. Kursbaustein (angelehnt an: Roth, 1999: 62f; Viehhauser, 2000: 556f)

Ziele: • Erarbeitung von Hindernissen für soziale Unterstützung, • Erarbeiten kontaktförderlicher sozialer Kompetenzen		
(HA) Bericht der TN: „Welchen Wunsch (Wünsche) habe ich mir in der letzten Woche erfüllt?"		5 min.
Methoden: • KL teilt einen Vordruck aus, auf dem Kategorien von Barrieren stehen, Die zentrale Frage lautet, welche Hindernisse gibt es, die Verhindern das die TN nicht die gewünschte Unterstützung bekommen, mögliche Items dabei sind: • Gesellschaftliche Vorgaben (Individualismus, Konkurrenzkampf u.a.), • Andere Menschen (sind nicht offen genug für eigene Wunschäußerungen, Desinteresse zu helfen, wissen nicht, was ich brauche), • Ich selbst (kann eigenes Befinden nicht ausdrücken, ziehe mich zurück wenn ich Hilfe brauche, Angst vor Abhängigkeit u.a.), • Momentane Lebenssituation (Veränderungen des sozialen Netzwerkens nach der Trennung vom Partner – Siehe 3.3.1 in dieser Arbeit – Umzug, häufig kranke Kinder u.a.), • Zu diesen Kategorien schreiben die TN eigene Haltungen und Erfahrungen auf, • KL kann hier auch Beispiele seiner Haltung und Erwartungen nennen, die eine Intensivierung bestimmter Kontakte erschweren und damit eine Gesprächsrunde einleiten, problematische Einstellungen sollte der KL aufgreifen und vor der Gruppe zur Diskussion stellen, • KL sammelt beschriebene Vordrucke ein	Vordruck, der nebenan genannte Kategorien und entsprechende Freiräume für eigene Notizen lässt, Schreibmaterial (Kugelschreiber etc.)	30 min
• Brainstorming für Erarbeitung kontaktförderlicher Kompetenzen, Zusammenfassung von Aussagen der TN zu „Gute Freundschaft" (stellt	Flipchart verschiedenfarbige Filzmaler,	30-35 min

22

Erwartungen dar, die TN an gute Freunde haben): *Was gehört zu guter Freundschaft? Was wünschen sich TN dazu? Was meinen sie müssten sie selbst geben usw.?*
- KL fasst Beiträge zusammen und ergänzt (Offenheit, Vertrauen, reziproke Ansprüche, Dankbarkeit, Zuneigung ausdrücken, verständnisvoll sein, Konfliktmanagement)
- Kommunikationskompetenzen (Ehrlichkeit, Kongruenz der Kommunikation, Erfahren inkongruenten Verhaltens bei sich selbst),
- Übung: Nichtfunktionierende Kommunikation (Paare von TN üben Probleme „hoch zu spielen", TN erfahren dadurch Feedback, wie sich solches Verhalten auf andere auswirkt),
- HA: Kontaktaufnahme zu einer TN (Verabredung zu einem gemeinsamen Abend etc., möglichst retrospektive Wiedergabe des Erlebten)

6. Kursbaustein (angelehnt an Roth, 1999: 68ff),

Ziele:
- Erwerben von Gesprächskompetenzen

Methoden:	Netzwerkblätter	5-10
- HA auswerten,	und Vordrucke,	min
- KL teilt erneut die Netzwerkblätter und Vordrucke (aus Sitzung 4) aus, TN suchen anhand der Netzwerkblätter und beschrifteten Vordrucke problematische Beziehungen bzw. Kontakte, die sie gern intensivieren möchten aber bis jetzt keine Möglichkeit dafür sahen, aus,	die Hindernisse für gewünschte Unterstützung (Sitzung 5) enthalten,	HA, 25-30 min
- TN beantworten Fragen schriftlich: Was stört mich, was möchte ich verändern? Welches Ziel habe ich? Was kann ich tun, was wären meine ersten Schritte?		
- Aus den gewonnenen Lösungen suchen sich TN diejenigen heraus, die realistisch und umsetzbar sind, sie sollen Aspekte finden, wo sie Probleme bei der Umsetzung sehen, mit welchen Erwartungen sie in die Situation gehen und welche Belohnung sie für den Versuch plant,		
- KL geht auf einige Lösungsvorschläge ein		
- Rollenspiel, dabei üben TN paarweise eine imaginäre Kontaktaufnahme zu einer Person, zu der sie Kontakte intensivieren möchten, dabei ist eine TN die Hauptperson, die die Mitspiele-		25-30 min

23

rin über die Situation instruiert und klärt, wie sie sich verhalten soll, • Eigentliche Interaktion läuft ab, in dem Hauptperson darlegt, worum es geht („Mich stört, dass Du mir Unterstützung anbietest aber wenn ich Dich brauche bist Du nicht da..."), • Hauptperson nennt ihre Befürchtungen („Ich glaube, dass Du mir bewusst aus dem Weg gehst und ich dafür verantwortlich bin..."), • Handlungsmöglichkeiten der Hauptperson und Mitspielerin (Gestaltung eines gemeinsamen Treffens mit gemeinsamem Kochen u.ä.) • Hauptperson und Mitspielerin geben Rückmeldung über ihre Gefühle beim Rollenspiel, wie sie sich in ihrer Rolle fühlten, • Evtl. kann dieses Rollenspiel auch mit Situationen durchgeführt werden, die von TN in Zusammenhang mit Institutionen problematisch sind (Arbeitsamt, Sozialamt, neue Arbeitgeber u.a.), • Einsammeln der Netzwerkblätter und Vordrucke		
• HA: Wiederholung des Treffens aus Sitzung 5 (wenn Sympathie vorhanden ist), ansonsten mit einem bekannten Netzwerkmitglied, zu dem die Frauen den Kontakt verstärken wollen, Verabredung zu einem „genussvollen Erlebnis" (leckeres Essen, Theater oder Konzert, nach Wunsch der TN), • Retrospektive Dokumentation des Erlebten		5-10 min

7. Kursbaustein (angelehnt an Roth, 1999: 75ff, Viehhauser, 2000: 560).

Ziele: • Aufnahme neuer Kontakte, • Festigung der Kompetenz „Vertrauen in andere" zum Aufbau von Freundschaften (aus Sitzung 5)		
Methoden: • Auswertung der HA, gelungene Abende sollen vorgetragen werden (keine personifizierte Aufforderung durch den KL, diejenigen TN erzählen, denen es wirklich gelungen ist!), • Gesprächsrunde zu bisherigen Erfahrungen mit Kontaktaufnahme oder bei Bitte um Unterstüt-	1. Plakatwand, Karten	10-15 min

zung, jede TN sollte kurz ein Beispiel über eine konkrete Situation vergangener Versuche Kontakt (wieder) aufzunehmen berichten (Aspekte sind Grundeinstellungen, Befürchtungen, Ängste bei der Kontaktaufnahme, Erwartungen an andere Person, Situationen, die Kontakt erleichtern oder erschweren, Umgang mit Erfolg und Misserfolg), • KL visualisiert diese geordnet nach o.g. Aspekten mit Karten auf Plakatwand		
• KL gibt Überblick über Formen der Kontaktaufnahme, schreibt Kategorien auf ein Plakat, TN schreiben zu jeder Form konkrete Situationen auf Karten, • Formen hierzu: nonverbale und verbale Kontaktaufnahme, • Übung verbaler und nonverbaler Kontaktaufnahme durch die TN (nonverbale: lächeln, Blickkontakt, Kopfnicken usw., verbale Anknüpfungspunkte für ein Gespräch suchen wie: gemeinsame Interessen, Erlebnisse, Bekannte usw.)	2. Plakatwand oder Flipchart, Karten, Filzmaler für jede TN	25-30 min
• Übung: „Vertrauenskreis" zur Förderung und Festigung des Vertauensgefühls in sozialen Situationen: TN bilden einen kleinen Kreis, eine TN steht in der Mitte, verschränkt die Arme vor der Brust und lässt sich mit geschlossenen Augen fallen, wird dabei von den anderen TN aufgefangen, „...sich einmal blind jemanden anzuvertrauen..." • HA: *„Heute nehme ich mir frei!"* TN sollten versuchen aus ihrem Netzwerk Unterstützung zu bekommen: Kindesbetreuung, instrumentelle Hilfen, um sich mit einer „lieben Bekannten" einen „Sofaabend" osä. Zu gestalten, • Schwerpunkt ist die Anwendung kennen gelernter Möglichkeiten der Kontaktaufnahme		15-20 min

8. Kursbaustein (angelehnt an: Roth, 1999: 78f,)		
Ziele: • Wiederholung der Kompetenzen Gespräch und Kontaktaufnahme, • Möglichkeiten Beziehungen als Quelle von Unterstützung zu fördern und zu erhalten		
Methoden: • Retrospektive Betrachtung der HA, • Paargespräche zu alltagsnahen Themen wie Kinderbetreuung (Kontaktaufnahme zu Personen, die in der Vergangenheit schon einmal auf die Kinder aufgepasst haben, Versuch die im Kurs gemachten Bekanntschaften zu vertiefen und sich nutzbar zu machen), • Als Hilfestellung unter diesem Aspekt stellt der Kursleiter die Plakatwand bzw. Flipchart von Sitzung 7 auf (konkrete Situationen der verbalen und nonverbalen Kontaktaufnahme), • Sollten TN Schwierigkeiten haben konkrete Situationen zu finden konstruiert der Kursleiter Situationen (Wiedersehen eines ehemals engen Bekannten, Arbeitsvermittlung usw.)	Flipchart bzw. Plakatwand aus Sitzung 7	25-30 min
• Erfahrungsaustausch über Paargespräche (Was hat mir gefallen? Fühle ich mich sicherer bei der Kontaktaufnahme, Was hat das Gelernte aus den vorherigen Sitzungen dazu beigetragen, was fehlt mir noch?), Kursleiter trägt positive und negative Aspekte auf einer Plakatwand zusammen, • HA: gemeinsame Planung der Gestaltung eines Abschlussabends (wert wird hier auf die Anwendung von Kompetenzen der „reaktivierten" Kompetenzen zur Unterstützungsaktivierung gelegt, Kontaktaufnahme, Gespräche etc. um einen Konsens, a) für den Zeitpunkt, b) über die Gestaltung und Ablauf selber zu erhalten), idealer Weise sollte der Abend nach der 10. Sitzung stattfinden • Dazu werden mehrere Treffen (2 – 3) nötig sein (auch aus dem Netzwerk der TN muss Unterstützung, was Kindesbetreuung usw. angeht, mobilisiert werden	Plakatwand, Marker mit 2 unterschiedlichen Farben	25-30 min

9. Kursbaustein (angelehnt an Roth, 1999: 79; Viehhauser, 2000: 560)		
Ziele: • Methoden beziehungsfördernden Verhaltens kennen lernen, • Methoden hilfreichen Gesprächsverhaltens kennen lernen		
Methoden: • Kurzes Gespräch zur HA • Kompetenzen zur Beziehungsförderung sind Fähigkeiten, wie Ausdruck positiver sozialer Gefühle wie Dankbarkeit, Offenheit Vertrauen... • KL teilt A4 Papierbögen aus und bittet die TN einen Dankesbrief an eine Person, die ihnen in der Vergangenheit geholfen hat oder an eine „Phantasieperson", Familienmitglieder, Bekannte oder Freunde, • Gesprächsrunde Dankbarkeit, wie unterschiedlich haben TN das in ihren Briefen formuliert	kleinkariertes Papier, Schreibutensilien	10 min für HA, 20-25 min
• Gesprächsrunde zu hilfreichem Gesprächsverhalten (KL trägt die von TN gesammelten Erkenntnisse auf einer Flipchart zusammen) • TN sollen sich Gedanken machen, welche Gesten und oder Verhaltensweisen sie dazu bewegen würden, ein Gespräch fortzusetzen oder wieder aufzunehmen, welche Eigenschaften (auch äußerliche) sollte ein Gesprächspartner für mich mitbringen, was erwarte ich, • Rollenspiel, Bildung von Paaren aus der Kursgruppe, Initiierung einer Gesprächssituation, Partner sollen jeweils darauf achten, welche Verhaltensweisen des Gegenüber sie bewogen das Gespräch fortzusetzen oder warum sie das Gespräch abbrachen oder sie „nicht warm miteinander wurden", • Auswertung des Rollenspiels, Leitfragen können sein: Gefühle der Darstellerinnen, Aspekte, die anderen TN auffielen, Möglichkeiten zur Veränderung finden HA: endgültige Gestaltung des Abschlussabends, jede TN wählt ein Mitglied ihres Netzwerkes aus, welches sie zum Abschlussabend einlädt	Flipchart, Tisch, zwei Stühle	35-40 min

10. Kursbaustein (angelehnt nach Roth, 1999: 85ff, Pro Familia, 1997: 33)		
Ziele: • Zusammenfassung, Rückmeldung der TN, • Bewertung des Kurses durch die Teilnehmer		
Methode: • KL verteilt Karten (grüne und rote) und bittet die TN aufzuschreiben, was ihnen an diesem Kurs gefiel und half und was sie sich anders vorstellten, • KLsammelt Karten ein und befestigt sie an einer Pinwand (zwei Hälften, positive Aspekte, nicht erfüllte Erwartungen), • TN tauschen sich über die gesammelten Antworten aus und diskutieren (Einsatz der erworbenen Gesprächskompetenzen u.a.) • KL stellt die Pinwand der 1. und 2. Sitzung auf, damit sich TN an ihre Erwartungen zu Kursbeginn erinnern können, • Am Ende Punktabfrage, TN sollen einschätzen ob der Kurs ihnen half oder nicht (ohne Besein des KL wird dies bewertet!)	Pinwand der 1. und 2. Sitzung mit den entsprechenden Antwortkarten der TN, 2. Pinwand für die neue Kartenabfrage zur Kurseinschätzung durch die TN, Flipchart für Punktabfrage,	35-40 min
Abschlussabend, TN und ihre Gäste gestalten gemeinsam den Abend, überlegt werden sollte dabei auch aus den neuen Kontakten reziproke Unterstützung und Freundschaft zu gewinnen, Verabschiedung durch den KL		Wie gewünscht...

4.4 Evaluation des Kurses „Alleinerziehend aber nicht allein"

Sowohl der Träger des jeweiligen Kurses als auch der Kursleiter sollten daran interessiert sein, ob der Kurs die gewünschte Wirkung hatte, die Teilnehmer mit der Durchführung und Gestaltung des Kurses zufrieden waren und deshalb der Kurs neu aufgelegt werden soll oder eher nicht. Eine Evaluation gibt Aufschluss über die Qualität eines Kurses bzw. aus der Sicht der Zielgruppe. Qualität bezeichnet die „Beschaffenheit einer Einheit bezüglich ihrer Eignung, die Qualitätsanforderungen zu erfüllen." (Deutsche Gesellschaft für Qualität e.V., 1991: 15). Folgende Qualitätsmerkmale lassen sich im Rahmen der Gesundheitsbildung betrachten: Struktur (äußere Bedingungen), Prozess (Durchführung, Methoden) und Ergebnis (Zielerreichung. Standards der Gesundheitsbildung stellen bestimmte Anforderungskomplexe in Bezug auf Lehre und Lehrpersonal nebeneinander:

- Qualität in Bezug auf das Lernen von Erwachsenen mit Begriffen Eigenkompetenz, lebensweltliche alltagspraktische Fähigkeiten, Selbstbestimmung und kritische Betrachtung von Expertenwissen der Kursteilnehmer,

- Qualität in Bezug auf das Gesundheitsverständnis mit seinen Dimensionen (Körper, Seele, Sozialkontakte und Umwelt),

- Qualität der gesundheitswissenschaftlichen Fachkompetenz (Ausschließen gesundheitlicher Belastungen während des Kurses) (Blättner, 1998: 45).

Ziel ist es messbare Kriterien aus diesen normativen Standards abzuleiten. Dazu können Kriterien festgelegt werden, die von den Kunden (Kursteilnehmern) bewertet werden können. Bewertet werden danach:

- Strukturelle Faktoren (Ort des Kurses, Ausstattung der Räume, Hilfsmittel),

- Faktoren, die Prozessqualität beeinflussen (eingesetzte Methoden, Gliederung, inhaltliche Qualität, ausgefallene oder stark verkürzte Veranstaltungen),

- Ergebnisqualität (Beurteilung der Teilnehmer über Kurserfolg „Hat mir der Kurs das gebracht, weswegen ich ihn besuchte?", wurden während des Kurses die Inhalte vermittelt, die geplant waren? usw.) (nach Baumgarten, 2001).

Um Aussagen über die Qualität eines Kurses in der o.g. Form machen zu können, können verschiedene Instrumente der Beurteilung oder Evaluation eingesetzt werden. Für den vorgestellten Kurs kommen folgende Instrumente in Frage:

- Beurteilung der Entwicklung der Anwesenheitszahlen (nimmt das Interesse stetig ab, was als negatives Qualitätsmerkmal zu sehen wäre, bleibt sie konstant oder bleibt sie nach einem ersten Rückgang konstant),

- Schriftliche Befragung der Teilnehmerinnen mit folgenden Items:
  o Notenbewertung der besprochenen Themen,
  o Gruppenstimmung während der Teilnahme,
  o Art und Weise, wie Themen behandelt wurden,
  o Kamen Diskussionen auf, wurden sie vom Kursleiter hilfreich begleitet?,
  o Wurde auf Fragen und Wünsche in der Gruppe eingegangen?
  o passt der Ort der Ausführung, war er gut erreichbar,
  o Würde ich wieder teilnehmen?
  o Wurden neue Informationen geliefert?
  o Als offene Fragen könnten noch Kriterien wie was hat mir gefallen, was hat mir nicht gefallen abgefragt werden (Pro Familia, 1997: 36).

Instrumente, die während des Kurses schon angewendet wurden und strukturiert dokumentiert werden müssen sind u.a. Ergebnisse aus den bewertenden Gruppendiskussionen. Auch der Vergleich der Erwartungen der Kursteilnehmer am Anfang mit der Selbsteinschätzung am Ende des Kurses: Welche Kompetenzen wurden erweitert, dienen die erworbenen Kompetenzen tatsächlich der Erweiterung meiner sozialen Ressourcen?

Ob der Kurs bei den Teilnehmerinnen tatsächlich zur Entwicklung eines breiteren oder zufriedenstellenderen sozialen Netzwerks geführt hat, kann nur in einer weiteren Befragung der Kursteilnehmerinnen herausgefunden werden.

5. Literaturverzeichnis

Antonovsky, A. (1979). *Health, stress and coping: New perspectives on mental and physical well-being.* San Francisco: Jossey-Bass.

Antonovsky, A (1997). *Salutogenese: zur Entmystifizierung von Gesundheit.* Deutsche erweiterte Herausgabe von Alexa Franke. Tübingen: dgvt.

Baumann, U., Humer, K., Lettner, K. & Thiele, C. (1998). Die Vielschichtigkeit von sozialer Unterstützung. In: J. Margraf, J. Siegrist & S. Neumer (Hrsg.), *Gesundheits- oder Krankheitstheorie?* Berlin, Heidelberg: Springer.

Baumgarten, K (2001). *Komponenten der Qualitätssicherung.* Unveröffentlichtes Skript aus dem Seminar Gesundheitsbildung. Hochschule Magdeburg-Stendal (FH).

Beerlage, I. (2001). *Personenbezogene Gesundheitsförderung, II: Soziale Netzwerke und soziale Unterstützung, 1. Die Konstrukte.* Unveröffentlichtes Skript, Hochschule Magdeburg-Stendal (FH).

Blättner, B. (1998). *Gesundheit läßt sich nicht lehren: professionelles Handeln von KursleiterInnen in der Gesundheitsbildung aus systemisch konstruktivistischer Sicht.* Bad Heilbrunn: Klinkhardt.

Bundesministerium für Familie, Senioren, Frauen und Jugend (1997). *Hilfen für alleinerziehende Frauen in Problemsituationen.* Stuttgart: Kohlhammer.

Deutsche Gesellschaft für Qualität e.V. (1991). *Qualitätssicherungshandbuch und Verfahrensanweisungen* (2. Auflage). Berlin: Beuth.

Fichten, W. (1998). *Gesundheit und Krankheit und das Konzept der Gesundheitsförderung.* Oldenburg: Carl von Ossietzky Universität,

Gusy, B. (1995). *Stressoren in der Arbeit, soziale Unterstützung und Burnout.* Eine Kausalanalyse. München und Wien: Profil.

Herbsthofer, E., Müller, B. (1987). Sozialtherapeutisches Rollenspiel in einer Gruppe alleinerziehender Mütter und Väter. In: K. Aschenbrenner-Egger, W. Schild & A. Stein (Hrsg.), *Praxis und Methode des Sozialtherapeutischen Rollenspiels in der Sozialarbeit und Sozialpädagogik.* Freiburg i. Br.: Lambertus.

Homfeldt, H. G. (1994). Biografische Reflexion und Selbsterziehung. In: H.G. Homfeldt (Hrsg.), *Anleitungsbuch zur Gesundheitsbildung: Ernähren, Bewegen, Kleiden, Naturerleben.* Hohengehren: Schneider.

Hurrelmann, K. (1990). Sozialisation und Gesundheit. In: R. Schwarzer (Hrsg.), *Gesundheitspsychologie.* Göttingen, Toronto, Zürich: Hogrefe.

Keupp, H. (1987). Soziale Netzwerke – Eine Metapher des gesellschaftlichen Umbruchs? In: H. Keupp & B. Röhrle (Hrsg.), *Soziale Netzwerke.* Frankfurt/ Main, New York: Campus.

Lazarus, R.S. (1995). Streß und Streßbewältigung – Ein Paradigma. In: S.H. Filipp (Hrsg.), *Kritische Lebensereignisse* (3. Erw. Auflage). München: Urban & Schwarzenberg.

Nestmann, F. (1988): *Die alltäglichen Helfer.* Berlin: de Gruyter,

Nestmann, F. & Stiehler, S. (1998): *Wie allein sind alleinerziehende? Soziale Beziehungen alleinerziehender Frauen und Männer in Ost und West.* Berlin: de Gruyter.

Niepel, G. (1994a). *Alleinerziehende: Abschied von einem Klischee.* Opladen: Leske und Budrich,

Niepel, G. (1994b). *Soziale Netze und soziale Unterstützung alleinerziehender Frauen.* Opladen: Leske und Budrich,

Pro Familia Freiburg (1997). *Geschlechtsspezifische Sexualpädagogik in Betrieben und Berufsschulen* (2. Auflage). Freiburg,

Röhrle, B., Stark, W. (1985). Soziale Stützsysteme und Netzwerke im Kontext klinisch psychologischer Praxis. In.: B. Röhrle & W. Stark (Hrsg.), *Soziale Netzwerke und Stützsysteme: Perspektiven für die klinisch- psychologische und gemeindepsychologische Praxis.* Tübingen: dgvt.

Röhrle, B (1987). Soziale Netzwerke und Unterstützung im Kontext der Psychologie. In: H. Keupp & B. Röhrle (Hrsg.), *Soziale Netzwerke.* Frankfurt/ Main, New York: Campus.

Roth, A., Möhrlein, H. & Röhrle, B. (1999). *Einsamkeit bewältigen: Manual zur Anleitung von Gruppen.* Tübingen: dgvt.

Schöningh, I., Aslanidis, M. & Faubel-Dieckmann, S. (1991). *Alleinerziehende Frauen. Zwischen Lebenskrise und neuem Selbstverständnis.* Opladen: Leske und Budrich.

Schwarzer, R. & Leppin, A. (1990). Sozialer Rückhalt, Krankheit und Gesundheitsverhalten. In: R. Schwarzer (Hrsg.), *Gesundheitspsychologie.* Göttingen, Toronto, Zürich: Hogrefe.

Statistisches Bundesamt Wiesbaden (1993). *Fachserie I: Bevölkerung und Erwerbstätigkeit, Reihe 3: Haushalte und Familien der Jahre 1974-1993.* Stuttgart: Meltz Pöschel.

v. Kardorff, E. (1989). Soziale Netzwerke – Konzepte und sozialpolitische Perspektiven ihrer Verwendung. In: E. v. Kardorff, W. Stark, R. Rohner & P. Wiedemann (Hrsg.), *Zwischen Netzwerk und Lebenswelt – Soziale Unterstützung im Wandel.* München: Profil.

Viehhauser, R. (2000). *Förderung salutogener Ressourcen. Entwicklung und Evaluation eines gesundheitspsychologischen Trainingsprogramms.* Regensburg: Roderer,